Omar B.H. Al-khdhairi
Ayad Abdulkhalik

Deteção precoce do cancro oral utilizando o iodo de Lugol a 5% como corante vital

Omar B.H. Al-khdhairi
Ayad Abdulkhalik

Deteção precoce do cancro oral utilizando o iodo de Lugol a 5% como corante vital

Fácil, barato e exato

ScienciaScripts

Cover image: www.ingimage.com

This book is a translation from the original published under ISBN 978-3-659-53227-6.

Publisher:
Sciencia Scripts
is a trademark of
Dodo Books Indian Ocean Ltd. and OmniScriptum S.R.L publishing group

120 High Road, East Finchley, London, N2 9ED, United Kingdom
Str. Armeneasca 28/1, office 1, Chisinau MD-2012, Republic of Moldova, Europe
Printed at: see last page
ISBN: 978-620-7-48961-9

Dedication

To

My family for their support

Lista de conteúdos

Lista de abreviaturas

Abbreviation	Criteria
GIT	Gastro Intestinal Tract
CIS	Carcinoma In Situ
WHO	World Health Organization
N/A	Not Available
NADPH	Nicotinamide Adenine Dinucleotide Phosphate-oxidase
ATP	Adenosine Tri-Phosphate
GSH	Glutathione
OSCC	Oral Squamous Cell Carcinoma
TRAP	Telomeric Repeat Amplification Protocol
GA	General Anesthesia
GLUT	Glucose Transporter (GLUT), a family of membrane proteins.

min$_s$.	minutes
sec$_s$.	seconds
S.C.C.	Squamous Cell Carcinoma
TNM	Tumor, Lymph node, Metastasis
gm$_s$	Grams
Lt.	Left
Rt.	Right
PCNA	Proliferating Cell Nuclear Antigen
ATP	Adenosine triphosphate

Introdução

O cancro oral é o 6th tipo de cancro mais maligno em todo o mundo, 90% do qual consiste em carcinoma de células escamosas, cuja morbilidade e mortalidade não diminuíram nos últimos 50 anos. (Sarah F., 2011)

A deteção precoce, principalmente do carcinoma de células escamosas, é crucial para melhorar a taxa de sobrevivência dos doentes.(K.Meada, 2009)

A coloração vital com solução de Lugol, também designada por teste de Schiller, deve-se ao ginecologista e patologista austríaco-americano que descreveu a técnica pela primeira vez em 1933 (Schiller, 1933). Em 1960, esta coloração vital foi utilizada pela primeira vez para investigar doenças do esófago (Petruzzi etai, 2010).

Na cavidade oral, a eficácia da coloração de Lugol a 5% restringe-se à mucosa não queratinizada e é utilizada para distinguir o epitélio displásico de aspeto normal que rodeia o carcinoma espinocelular oral que, se não for protegido, pode resultar em recidiva local ou num segundo primário (Petruzi etal, 2010).

A coloração com iodo vital pode ser utilizada imediatamente antes da ressecção, o mecanismo de coloração é o seguinte: o iodo liga-se aos grânulos de glicogénio no citoplasma das células escamosas e esta reação resulta numa cor castanha-escura e, em resultado do aumento da glicólise nas células cancerosas, a reação não ocorre e resulta em áreas não coradas. (K.Maeda, etal,2010)

Objetivo do estudo:

Avaliar a exatidão da solução de Lugol-iodo a 5% como técnica de coloração vital na deteção de alterações displásicas e malignas do epitélio oral.

Capítulo 1. Revisão da literatura

1. Cavidade oral

Definição: A cavidade oral é a primeira porção do tubo digestivo que recebe os alimentos e a saliva. O bordo anterior da cavidade oral é a junção da pele e do bordo vermelhão do lábio, o bordo posterior é formado pela junção dos palatos duro e mole superiormente, das papilas circunvaladas inferiormente e dos pilares amigdalianos anteriores lateralmente (Lauralee S., 2012; Daniel G. Deschler, 2008).

A cavidade oral pode ser amplamente dividida em três áreas (Fig. 1-1), (Jean M. Bruch, 2010):

1. Vestíbulo.

2. Cavidade oral propriamente dita.

3. Orofaringe.

4. Outros locais anatómicos de menor importância.

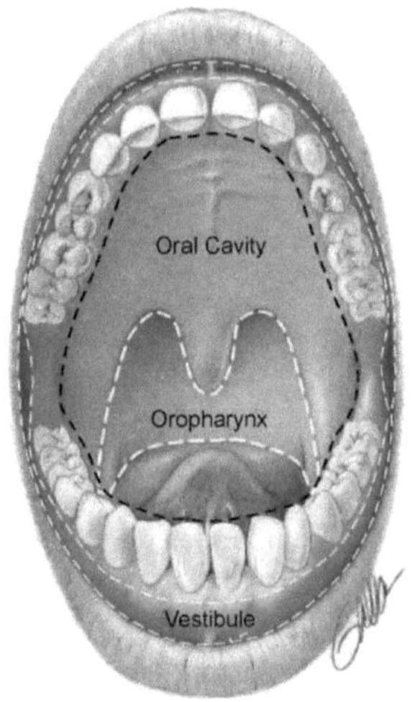

Fig 1-1 Principais áreas da cavidade oral (Jean M. Bruch, 2010)

1.2 Mucosa oral:

T termo membrana mucosa é utilizado para descrever o revestimento húmido do TGI, das passagens nasais e de outras cavidades do corpo que comunicam com o exterior. Na cavidade oral, este revestimento é designado por mucosa oral ou mucosa bucal (Nanci A., 2008).

1.2.1 Revestimento da mucosa:

Cobre o pavimento da boca, a superfície ventral da língua e reveste as bochechas, os lábios e o palato mole, não funciona na mastigação e, por conseguinte, tem pouca atrição, pelo que não é queratinizado (James K. Avery, 1992).

1.2.2 Mucosa mastigatória:

Cobre o palato duro e os rebordos alveolares e é assim designado porque entra em contacto primário com os alimentos durante a mastigação, pelo que é queratinizado (James K. Avery, 1992).

1.2.3 Mucosa especializada:

Cobre a superfície da língua, é bastante diferente em estrutura e aparência dos dois tecidos anteriores, é coberto por epitélio cornificado (James K. Avery, 1992).

1.3 Displasia:

As lesões displásicas do trato aerodigestivo superior são semelhantes, independentemente do local, e podem ser definidas como lesões epiteliais alteradas, que têm uma maior probabilidade de progredir para carcinoma de células sequáceas. Na cavidade oral, as lesões mais comuns reconhecidas como potencialmente malignas são a leucoplasia e a eritroplasia, mas também é evidente que cerca de 50% dos CEC orais surgem de mucosa aparentemente normal (PaulM. Speight, 2007; Bouquot J., 2006).

1.3.1 Alterações que ocorrem na displasia epitelial:

A. Alterações celulares (Brad W. Neville, 2009):

a. Núcleos e células aumentados

b. Nucléolos grandes e proeminentes.

c. Aumento do rácio entre o núcleo e o citoplasma.

d. Núcleos hipercromáticos (coloração excessivamente escura).

e. Núcleos e células pleomórficos (de forma anormal).

f. Disqueratose (queratinização prematura de células individuais).

g. Aumento das figuras mitóticas (número excessivo de mitoses)

h. Figuras mitóticas anormais (mitose tripolar ou em forma de estrela, ou figuras mitóticas acima da camada basal).

B. Alterações arquitectónicas (*Tissue*) (Paul M. Speight, 2007):

a. Perda de polaridade.

b. Maturação desordenada das células basais para as células sequáceas.

c. Inclui a alteração de cima para baixo do carcinoma in situ.

d. Aumento da densidade celular.

e. Hiperplasia das células basais.

f. Disqueratose (queratinização prematura e pérolas de queratina profundas no epitélio).

g. Cavilhas de rete bulbosas em forma de gota.

h. Extensões secundárias (nódulos) nas pontas de rete.

O diagnóstico e a classificação da displasia epitelial oral baseiam-se numa combinação de alterações arquitectónicas e citológicas, como explicado acima, mas a avaliação destas é subjectiva e tem sido sujeita a variações consideráveis inter e intra-observadores na classificação das lesões (Abbey LM. 1995).

A classificação da OMS recomenda agora uma classificação mais objetiva, que tem em conta os níveis de envolvimento (Barnes L., 2005). Os critérios de classificação da displasia epitelial oral estão resumidos na tabela 1-1

Tabela 1-1 Critérios de classificação da displasia epitelial oral (Barnes L., 2005).

Grau	Níveis envolvidos	Alterações citológicas	Alterações arquitectónicas
Hiperplasia	N/A	Não	Epitélio espessado, hiperqueratose, maturação normal
Suave(I)	Terço inferior	Pleomorfismo celular e nuclear, hipercromatismo nuclear	Hiperplasia das células basais
Moderado(II)	Até ao terço médio	Acima + Figuras mitóticas aumentadas e anormais	Perda de polaridade, maturação desordenada de células basais para células escamosas, aumento da densidade celular, hiperplasia das células basais e rete pegs bulbosos em forma de gota
Grave(III)	Até ao terço superior	Todas as anteriores + Núcleos aumentados, aumento do número e tamanho dos nucléolos, corpos apoptóticos	Todas as anteriores + Disqueratose, extensões secundárias nas pontas das rete, acantólise
Carcinoma in situ	Espessura total	Todas as alterações podem estar presentes	Mudança de cima para baixo, perda de estratificação

1.4 Cancerização de campo no cancro oral (teoria da cancerização de campo):

O termo "cancerização de campo" foi introduzido em 1954 para descrever tecidos histologicamente anormais em torno do CEC oral, particularmente no trato aerodigestivo superior, provavelmente relacionados com a exposição a agentes cancerígenos. Atualmente, o conceito refere-se mais amplamente a uma prevalência superior à esperada de múltiplos tumores primários locais e distantes no trato aerodigestivo superior, para além de múltiplas lesões pré-malignas orais (Giulio Fortuna, 2011; Ha PK, 2003).

Embora as lesões mais precoces sejam frequentemente indetectáveis por exame clínico e histológico, uma vigilância cuidadosa pode detetar a maioria dos tumores na sua fase intra-epitelial e microinvasiva (Mignogna MD, 2007).

A partir desta teoria do campo de cancerização, torna-se importante avaliar o estado do epitélio de aspeto normal dos doentes com ou em risco de ter CEC, para evitar a possibilidade de cancro síncrono, ou sob uma margem de segurança alargada que não inclua o epitélio de aspeto inocente. (Upile T., 2007; SuttanDN., 2003; Fukazawa K., 1998).

Esta situação é difícil de avaliar por exame clínico e pode ser melhorada com a utilização da solução de iodo de Lugol como coloração vital na altura da cirurgia, o que diminuirá a mortalidade e a recorrência tardia ou precoce e melhorará os resultados cirúrgicos (Yookoo K., 2004; Kerawala CJ., 2000; Umeada M., 1999; Nakanishi Y., 1998).

1.5 Lesões e condições pré-cancerosas:

1 .5.1 A lesão pré-cancerosa foi definida como um tecido morfologicamente alterado no qual é mais provável a ocorrência de cancro do que na sua contraparte aparentemente normal, como a leucoplasia e a eritroplasia (Peter Ward Booth etal, 2007).

1.5.1.1 Leucoplasia:

A leucoplasia oral 1 é definida como uma lesão branca da mucosa oral que não pode ser caracterizada como qualquer outra lesão definível e pode ou não estar associada ao tabagismo.

Clinicamente, a leucoplasia pode ser subdividida num tipo homogéneo e num tipo não homogéneo (Paul Q **M,** 2009):

A- Leucoplasia homogénea (Leucoplasia simplex), (Paul **Q M,** 2009):

É a variedade mais comum e as lesões apresentam-se como áreas homogéneas, nitidamente circunscritas, espessadas e esbranquiçadas, separadas por fissuras longitudinais. São geralmente hiperortoqueratóticas, mas podem, menos frequentemente, ser hiperparaceratóticas no exame histológico. As alterações displásicas são observadas em apenas **2 a 5** % dos doentes. Pode ser necessária a excisão, pelo menos parcial; após a exclusão de factores de risco como o tabagismo e o consumo de tabaco, estes doentes podem ser tratados de forma satisfatória através de um acompanhamento a intervalos razoáveis, juntamente com a manutenção da higiene oral.

B-Leucoplasia não-homogénea (Paul **Q M,** 2009):

A leucoplasia não homogénea pode ser nodular, salpicada ou verrucosa. As lesões nodulares e salpicadas estão normalmente associadas a displasia epitelial grave e a infeção por Candida. As características comuns ao microscópio ótico destas lesões incluem hiperqueratose, acantose, paraqueratose, alargamento das rete pegs, disqueratose e carcinoma in situ, que é um termo utilizado para significar o envolvimento de toda a espessura da mucosa por displasia. A displasia verrucosa tem uma superfície verrucosa e está frequentemente associada a displasia. Esta variedade pode evoluir para um carcinoma de células escamosas ou verrucoso.

1.5.1.1.1 Transformação maligna de leucoplasia:

Aproximadamente 1% das leucoplasias sofrem transformação maligna anualmente (Holmstrup P etal,2006). Este valor é muito mais elevado para a leucoplasia não homogénea. A coloração vital com azul de toludina ou iodo de Lugol (Epstein JB etal, 1992) pode ser um auxiliar de diagnóstico útil, especialmente em doentes de alto risco, como método de exclusão de impressões clínicas falsas negativas. As lesões suspeitas devem ser biopsiadas e, na ausência de displasia, menos de 5% das lesões desenvolverão características malignas. A presença de displasia aumenta este valor para 15-30%.

1.5.1.1.2 Os factores de risco que comportam um risco estatisticamente significativo de transformação maligna são (Paul Q M, 2009):

- Sexo feminino
- Longa duração da leucoplasia
- Localização na língua ou no soalho da boca
- Leucoplasia em não fumadores
- Tamanho superior a 2 cm
- Tipo não homogéneo
- Presença de displasia

1.5.1.1.3 Gestão (Paul Q M, 2009):

Em geral, deve ser efectuada uma biopsia para confirmar o diagnóstico e determinar o grau de displasia. Se possível, deve ser avaliada a presença ou ausência de aneuploidia. A maioria dos médicos trata ativamente os doentes com leucoplasia com lesões múltiplas. A excisão cirúrgica de todas as lesões pode ter demasiada morbilidade e, nestes doentes, o tratamento consiste na cessação de quaisquer factores etiológicos, como o tabaco e o álcool, e numa observação atenta.

A utilização de azul de toludina, iodo de Lugol, espetroscopia ótica, visualização direta de fluorescência e quimioluminescência nestes doentes pode também revelar-se útil na tentativa de prever quais as lesões com maior probabilidade de serem malignas.

1.5.1.2 Eritroplasia (Paui Q M,2009) :

A eritroplasia é definida como uma mancha vermelha brilhante e aveludada que não pode ser caracterizada clínica ou patologicamente como sendo causada por qualquer outra doença. Histologicamente, a eritroplasia apresenta, pelo menos, algum grau de displasia e, frequentemente, até carcinoma in situ. Estas lesões têm uma taxa muito elevada de aneuploidia (68%) e, quando presentes, a maioria evolui para cancro. Como tal, todas as lesões de eritroplasia devem ser tratadas de forma agressiva através de uma excisão cirúrgica alargada.

1.6 Condições pré-malignas (Peter WardBoothetal,2007):

Condições pré-malignas definidas como doenças não neoplásicas associadas a um risco significativamente mais elevado de cancro, como o líquen plano oral e a fibrose submucosa.

1.6.1 Líquen plano oral (PeterWardBoothetal,2007):

A causa do líquen plano, uma doença dermo-epidérmica com manifestações orais, ainda é desconhecida.

Clinicamente, existem diferentes formas de líquen plano oral, sendo a mais comum a variante reticular, frequentemente assintomática, que produz estrias brancas características (estrias de Wickham); lesões semelhantes a placas ou populares que lembram a leucoplasia, mas com distribuição multifocal; e variantes atróficas erosivas ou bolhosas com áreas vermelho-escuras, por vezes ulceradas. Normalmente, as lesões localizam-se bilateralmente na mucosa bucal posterior.

Estudos clínicos e epidemiológicos recentes revelaram um risco acrescido de desenvolvimento de um carcinoma de células escamosas oral em doentes com líquen plano oral.

1.6.2 Fibrose submucosa oral (Peter Ward Boothetal,2007) :

Esta doença é causada pela mastigação de areca e betel quid. Como tal, é uma doença confinada ao Sudeste Asiático, onde este hábito se instala. Clinicamente, esta doença é caracterizada por uma sensibilidade extrema a alimentos picantes e quentes, fibrose e endurecimento da mucosa oral e o desenvolvimento de trismo.

Histologicamente, há fibrose da lâmina própria com atrofia do epitélio sobrejacente, o que predispõe ao desenvolvimento de carcinoma de células escamosas.

1.7 Técnicas de diagnóstico de lesões pré-cancerosas:

1.7.1 Biópsia e citologia:

A clínica das lesões pré-cancerosas orais, leucoplasias e eritroplasias, é uma clínica de exclusão. As lesões a excluir são as que pertencem a outras condições, como o líquen plano, o lúpus eritematoso, o leucodema, o nevo esponjoso branco, e outras lesões para as quais se pode estabelecer uma etiologia, como a queratose por fricção, a mordedura do lábio/lábio/língua, as lesões de contacto e o palato do fumador. Em muitos casos, é obrigatória uma biopsia para que estas lesões possam ser descartadas. Atualmente, o critério histológico representa o padrão de ouro na avaliação do risco de lesões pré-cancerosas (Sarah Freygang etal, 2010).

1.7.2 Citologia esfoliativa oral:

A citopatologia é o estudo microscópico de amostras de células colhidas em superfícies mucosas obtidas por citologia esfoliativa (através de esfregaços, raspagens ou lavagens) ou de locais internos através de aspiração com agulha fina. A citologia esfoliativa é efectuada com escovas citológicas de modo a obter um esfregaço de boa qualidade que inclua células das camadas mais profundas do epitélio, especialmente de lesões intra-epiteliais escamosas. As células obtidas na citologia esfoliativa podem ser utilizadas para análise molecular (Sarah Freygang etal, 2010).

1.7.3 Citomorfometria: Análise assistida por computador da biópsia por escovagem:

É um método utilizado na análise de amostras celulares recolhidas por biopsia com escova, uma escova de plástico circular especializada descartável que recolhe amostras celulares transepiteliais compostas por células livres e aglomerados. As amostras são fixadas numa lâmina de vidro e enviadas para um laboratório onde são coradas, digitalizadas e analisadas por meio de um sistema de imagem baseado em computador que pode classificar as células com base no seu grau de morfologia anormal (Sarah Freygang etal, 2010).

1.7.4 Técnica clínica de coloração de tecidos:

Os corantes vitais são uma técnica auxiliar utilizada "in vivo" para evidenciar lesões suspeitas e/ou para definir melhor as margens e as extensões das lesões. Estes corantes são capazes de penetrar nas células vivas e ligar-se a estruturas biológicas específicas (Massimo Petruzzi, 2010).

1.7.4.1 Mancha de iodo vital:

A coloração com iodo vital pode ser utilizada antes da biopsia e da ressecção e é útil na determinação da melhor área de incisão. Esta técnica tem sido utilizada na rotina da endoscopia do trato gastrointestinal superior, bem como no exame do colo do útero, e em grânulos no citoplasma, resultando numa coloração castanha-escura do tecido. Nas células cancerosas, onde a glicólise é elevada, este método resulta em áreas não coradas, enquanto a mucosa normal é corada. Num estudo com 54 doentes, com carcinoma espinocelular oral ou lesões orais potencialmente malignas, em que os autores efectuaram margens cirúrgicas de 5-8 mm a partir do bordo da lesão corada com iodo vital, foi demonstrado que 98,1% não apresentavam recidiva após um seguimento mediano de 5 meses (Sarah Freygang etal, 2010).

1.7.4.2 Coloração com azul de tolueno (TBlue Staining):

O azul de tulidina é um corante metacromático vital do grupo das tiazinas que tem sido utilizado eficazmente na coloração nuclear devido à sua ligação ao ácido nucleico do ADN. É utilizado há décadas como auxiliar na identificação de displasia epitelial e parece melhorar a visualização de lesões pré-cancerosas ao mostrar áreas de alto risco, orientando assim a biopsia. O procedimento inicia-se com uma aplicação tópica de TBlue na lesão com o auxílio de uma zaragatoa ou de um aplicador de algodão, sendo que as áreas com coloração mais intensa de TBlue devem ser as eleitas para biópsia. O TBlue parece ser altamente sensível, mas tem uma especificidade baixa, uma vez que também cora lesões benignas e comuns que envolvem inflamação. A coloração falsa negativa é raramente observada no carcinoma de células escamosas, mas as lesões inflamatórias podem contribuir para resultados falsos positivos. Alguns trabalhos mostraram que a sensibilidade e a especificidade variam de 38%-98% e 9%-93%, respetivamente (Sarah Freygang etal, 2010).

1.7.5 Técnica de quimiluminescência (ViziLite):

Foi aprovado em 2002 nos EUA. O ft tem como objetivo melhorar a identificação, visualização e monitorização de lesões pré-cancerosas orais e consiste na emissão de luz a partir de uma reação química entre o peróxido de hidrogénio e o ácido acetilsalicílico no interior de um bastão de luz em cápsula, o princípio baseia-se nas propriedades reflectoras dos tecidos que apresentam alterações celulares como uma maior relação núcleo/citoplasma. A lesão "acetobranca" é mais definida e nítida, ao passo que o tecido normal é escuro, um sistema fácil e seguro, mas caro e não específico (Sarah Freygang etal, 2010).

1.7.6 Fluorescência de tecidos de emissão estreita (VELscope):

Este sistema envolve a exposição dos tecidos a diferentes comprimentos de onda (400-460 nm) para observar as diferenças entre mucosas normais e anormais. Este sistema envolve a resposta celular (autofluorescência devido a fluoróforos celulares) após a excitação.

O tecido anormal tem uma concentração diferente de fluoróforos que resulta em alterações de cor. É um sistema aplicável, mas é caro e a interpretação da cor é difícil, o que pode levar a um diagnóstico incorreto (Sarah Freygang etal, 2010).

1.8 Utilização do iodo de Lugol no diagnóstico do cancro oral:

A coloração vital com a solução de Lugol é também designada por teste de Schiller, graças ao ginecologista e patologista austríaco-americano que descreveu a técnica pela primeira vez em 1933 em lesões ginecológicas. Na década de 1960, esta coloração vital foi utilizada pela primeira vez para investigar doenças do esófago. Até à data, o teste de Schiller é utilizado como auxiliar de diagnóstico na deteção de lesões suspeitas esofágicas, gastrointestinais e ginecológicas associadas a técnicas endoscópicas e colposcópicas (Massimo Petruzzi etal,2010) .

Shiozaki etal descreveram pela primeira vez, há 20 anos, o papel potencial do iodo de Lugol na deteção do carcinoma de células escamosas oral. Cento e 78 doentes foram submetidos a um rastreio do cancro da cabeça e do pescoço, com especial incidência no carcinoma do esófago. Treze doentes com cancro oral e displasia foram identificados no âmbito do programa de rastreio (Shiozaki etal, 1990).

Este estudo pioneiro lançou as bases para os estudos seguintes de Epestein etal, No seu estudo comparativo, o azul de toludine e o iodo de Lugol foram utilizados em associação e separadamente numa coorte de 59 doentes. A sensibilidade e a especificidade do azul de toludine foram de 92% e 63%, respetivamente, enquanto a sensibilidade e a especificidade do iodo de Lugol foram de 87% e 84%, respetivamente. Quando associados, os dois corantes apresentaram uma sensibilidade de 85% e uma especificidade de 89%. Os autores concluem que o iodo de Lugol tem uma menor sensibilidade na identificação de doenças malignas e displásicas orais, mas tem uma maior especificidade (Epestein etai, 1992).

Chisholm etal., à semelhança de Shiozaki etal., utilizando o iodo de Lugol na deteção de carcinoma do esófago em 54 doentes, encontrou 3 cancros orais, recomendando vivamente que seja o método de vigilância escolhido em doentes com cancros da cabeça e do pescoço

(Chishim etal., 1992).

Kurita etal, é o primeiro que aponta a importância do iodo de Lugol na delimitação das margens de lesões orais displásicas. Dos 18 pacientes com resultados positivos à coloração, apenas dois eram falsos positivos (líquen plano) enquanto nos restantes a suspeita clínica foi confirmada histopatologicamente. O limite do epitélio displásico ou maligno foi identificado pelo revestimento de cor de iodo. Sugerem um limite de 5 mm de tecido normal periférico na área positiva ao iodo para remover completamente o epitélio displásico (Kurita etal.,1996).

Estas considerações sobre as margens foram confirmadas biologicamente por Yajima etal, que quantificou a atividade da telomerase de áreas não coradas em torno de 33 casos de carcinoma espinocelular oral. Em todos os casos, as áreas não coradas apresentaram um aumento estatisticamente significativo da atividade da telomerase, confirmando o papel do iodo de Lugol na deteção da margem do carcinoma espinocelular oral (Yajima etaL.,2004).

Também o estudo imunohistoquímico de Yokoo etal, evidenciou que um rácio positivo de PCNA e p53 estava significativamente aumentado em áreas não coradas de 39 carcinomas orais. Concluíram que os epitélios displásicos ligeiros, enquanto que as displasias moderadas e graves que não foram coradas com iodo podem ser suspeitas de lesões malignas (Yokoo etal, 2004).

Meada etal, compararam três concentrações diferentes de iodo de Lugol (3%, 5% e 10% de glicerina iodada) na deteção de lesões com limites claros e na distinção de lesões ligeiras, moderadas e graves, utilizando uma análise colorimétrica das lesões não coradas. Concluem que a solução de Lugol a 5% é mais eficaz na determinação de margens de lesões distintas do que a 3% e 10% (Meada etai., 2010).

Todos os estudos analisados foram realizados em doentes externos ou clínicas de cuidados terciários e, até à data, não existem estudos sobre o emprego do Lugol numa população saudável (prevenção primária), (Massimo Petruzzi etal,2010).

1.9 Glicogénio intracelular:

O glicogénio é o polissacárido que constitui a forma de armazenamento de hidratos de carbono nas células animais. É decomposto para produzir glucose e a degradação enzimática da glucose, por sua vez, fornece energia e também esqueletos de carbono de cadeia curta que são reutilizados na síntese de vários componentes básicos do protoplasma. Embora as principais reservas de hidratos de carbono do organismo se encontrem no fígado e no músculo esquelético, o glicogénio encontra-se em pequenas quantidades num grande número de tipos de células. (Fawcett, 1981).

O glicogénio é a forma mais comum de glicose nos animais e é especialmente abundante nas células dos músculos e do fígado. Aparece na micrografia eletrónica como aglomerados ou rosetas de partículas beta que se assemelham a ribossomas, localizados perto do retículo endoplasmático liso (Silverman Jr, 1971).

O glicogénio é uma importante fonte de energia da célula e, por isso, estará disponível a pedido. As enzimas responsáveis pela glicólise degradam o glicogénio em moléculas individuais de glicose e podem ser utilizadas por vários órgãos do corpo (Fawcett, 1981).

1.9.1 Glicólise em células cancerígenas:

Na década de 1920, Otto Warburg publicou a observação seminal de que as células tumorais da ascite em rápida proliferação consomem glucose a uma taxa surpreendentemente elevada em comparação com as células normais. Além disso, Warburg descobriu que, mesmo a uma tensão normal de 02, estas células fermentavam a glicose em lactato, em vez de a oxidarem completamente, um fenómeno conhecido como ***"efeito Warburg".*** Desde esta descoberta notável, muitos relatórios documentaram o efeito Warburg numa variedade de tumores, reforçando a observação de Warburg de que as células cancerosas utilizam principalmente a glicólise para gerar energia (M.G. Vander Heiden,2009; Ana Carolina Santos de Souza etal, 2011; W.H. Koppenal,2011).

A taxa funcional desta ***"glicólise aeróbia"*** e a produção de lactato estão correlacionadas com o grau de malignidade do tumor, ou seja, a glicólise aeróbia é mais rápida em tumores altamente desdiferenciados e de crescimento rápido do que em tumores de crescimento lento ou em células normais. Além disso, uma taxa glicolítica elevada nas células tumorais tem sido relacionada com a resistência à quimioterapia e à radioterapia (Rodriguez-Enrique S, 2009)

1.9.2 Possíveis explicações para o aumento da taxa glicolítica das células tumorais:

1. A sobreexpressão dos transportadores de glicose (GLUT) e de praticamente todas as enzimas da via glicolítica como consequência da ativação do oncogene (Diaz-Ruiz R, 2009; Pelicano H, 2006).

2. O cancro tem origem em danos irreversíveis na respiração mitocondrial, seguidos de um aumento da glicólise para substituir o ATP perdido devido a uma fosforilação oxidativa deficiente. Esta mudança da fosforilação oxidativa para a glicólise transforma células altamente diferenciadas em células indiferenciadas que proliferam como células cancerígenas (DeBerardinis RJ, 2008; Gatenby R.A.,2004).

3. A elevada taxa glicolítica nas células normais em proliferação e nas células cancerígenas está relacionada com a elevada procura de NADPH e de intermediários moleculares para sustentar a síntese contínua de blocos de construção macromoleculares necessários para impulsionar o aumento da biomassa celular e a duplicação do material genético. O crescimento celular requer mais equivalentes de carbono e NADPH do que ATP para sustentar a biossíntese de lípidos, aminoácidos e nucleótidos. (Weinberg F, 2009; Costello L.C., 2005).

4. A elevada taxa de glicólise nas células em proliferação pode também contribuir para a proteção contra os danos oxidativos celulares. O aumento dos níveis de NADPH intracelular gerado pela estimulação da via das pentoses fosfato pelos intermediários glicolíticos conduz a um aumento da forma reduzida do glutatião (GSH), um importante antioxidante não enzimático. A glicólise pode, por conseguinte, ter um papel importante na manutenção da integridade e da funcionalidade das biomoléculas durante a biossíntese reforçada de macromoléculas e de material genético nas células em proliferação. O aumento dos níveis de GSH reduzido pode também ajudar a desintoxicar os fármacos antineoplásicos ou antagonizar os seus efeitos. De facto, taxas glicolíticas mais elevadas estão associadas a tumores mais agressivos e resistentes. (Kroemer G., 2008; Ben-Haim S2009).

5. Este ciclo permite que as células cancerosas utilizem as reservas lipídicas e proteicas do seu hospedeiro para sustentar as suas próprias vias de biossíntese (Philippe icardetal, 2012).

1.10 Reação amido-iodo:

O princípio da coloração com iodo é que o iodo reage com o glicogénio no citoplasma e a reação, conhecida como reação iodo-amido, é visualizada através da mudança de cor. O conteúdo de glicogénio dos tecidos está relacionado com o grau de queratinização; o conteúdo de glicogénio é inversamente proporcional ao grau de queratinização, porque o glicogénio desempenha um papel fundamental na queratinização. Além disso, a perda de diferenciação celular e o aumento da glicogenólise nas células cancerosas não promovem a reação iodo-amido (Massimo Petruzzi, 2010; Yokook, 2004).

1.11 Iodo de Lugol:

O iodo de Lugol, também conhecido como solução de Lugol, fabricado pela primeira vez em 1829, é uma solução de iodo elementar e iodeto de potássio em água que recebeu o nome do médico francês Lugol (1786 - 1851) (Massimo Petruzzi, 2010).

1.11.1 Utilizações da solução de iodo de Lugol: (Han J., 2008; Erbil Y., 2007; Kaur S., 1988)

1. Como mordente aquando da realização de uma coloração de Gram. É aplicado durante 1 minuto após a coloração com violeta de cristal, mas antes do etanol, para garantir que o peptidoglicano dos organismos gram positivos permanece corado, identificando-o facilmente como gram positivo na microscopia.

2. Esta solução é utilizada como um teste indicador para a presença de amidos em compostos orgânicos, com os quais reage transformando-se num azul-escuro/preto. As soluções de iodo elementar, como a de Lugol, coram os amidos devido à interação do iodo com a estrutura em espiral do polissacárido. Os amidos incluem os amidos vegetais, a amilose, a amilopectina e o glicogénio das células animais. A solução de Lugol não detecta açúcares simples, como a glucose ou a frutose.

3. Pode ser utilizado como corante celular, tornando os núcleos celulares mais visíveis e para preservar amostras de fitoplâncton.

4. Durante a colposcopia, o iodo de Lugol é aplicado na vagina e no colo do útero. O tecido vaginal normal cora-se de castanho devido ao seu elevado teor de glicogénio, ao passo que o tecido suspeito de cancro não se cora e, por isso, aparece pálido em comparação com o tecido

circundante. Pode então ser efectuada uma biopsia do tecido suspeito. Este procedimento é designado por teste de Schiller.

5. O iodo de Lugol também pode ser utilizado para visualizar melhor a junção mucogengival na boca. À semelhança do método de coloração mencionado acima relativamente a uma colposcopia, a mucosa alveolar tem um elevado teor de glicogénio que dá uma reação positiva ao iodo em comparação com a gengiva queratinizada.

6. A solução de Lugol também pode ser utilizada em várias experiências para observar como uma membrana celular utiliza a osmose e a difusão.

7. O iodo de Lugol também pode ser utilizado como germicida oxidante, mas é um pouco indesejável na medida em que pode provocar cicatrizes e descolorar temporariamente a pele. Uma forma de evitar este problema é utilizar uma solução de etanol a 70% para lavar o iodo mais tarde.

8. A solução de Lugol é também utilizada na indústria de aquários marinhos. Fornece uma forte fonte de iodo e iodeto livres aos habitantes dos recifes e às macroalgas. Embora se considere que a solução é eficaz quando utilizada com corais pétreos, presume-se que os sistemas que contêm xénias e corais moles são particularmente beneficiados pela utilização da solução de Lugol. Usada como um mergulho para corais pedregosos e moles ou de couro, a solução de Lugol pode ajudar a livrar os animais de parasitas indesejáveis e bactérias nocivas. Pensa-se que a solução promove uma melhor coloração e, possivelmente, evita o branqueamento dos corais devido a alterações na intensidade da luz, e aumenta a expansão dos pólipos dos corais. Pensa-se que as cores azuis dos *Acropora spp. são* intensificadas pela utilização de iodeto de potássio.

9. A administração pré-operatória de solução de Lugol diminui a perda de sangue intra-operatória durante a tiroidectomia em doentes com doença de Grave, ao diminuir a vascularização da glândula tiroide (Ansaldo GL., 2000).

1.11.2 Estudos sobre o iodo de Lugol na deteção do cancro:

1. Quantification of telomerase activity of regions unstained with iodine solution that surround oral squamous cell carcinoma, por Yajima Y. etal, 2004, teve como objetivo analisar a expansão da região não corada com iodo em torno do carcinoma de células sequinosas orais

através da quantificação da atividade da telomerase, na qual foram investigados 33 casos primários de CEC orais que tinham uma região não corada com iodo em torno das lesões. Foi aplicado o TRAP baseado na fluorescência para obter a quantificação da atividade da telomerase. O estudo mostra, após confirmação histológica, que a região não corada de cada paciente consistia em vários graus de displasia epitelial.

2. Avaliação clínica da coloração com iodo de Lugol no tratamento do carcinoma espinocelular da língua em estádio I-H, por Umeda M. etal, 2010, com o objetivo de investigar as taxas de recorrência local em doentes com cancro da língua precoce que foram submetidos a cirurgia utilizando a coloração de Lugol. O estudo mostra que a taxa de sobrevivência específica da doença a 5 anos foi de 93%, pelo que a coloração de Lugol durante a cirurgia pode reduzir a recorrência local e melhorar a sobrevivência em doentes com CEC precoce da língua.

3. Eficácia da coloração vital com solução de iodo na redução da recorrência local após a ressecção de mucosa oral displásica ou maligna, por Hiroshi K. etal, 2012, teve como objetivo avaliar o efeito da coloração vital com solução de iodo na redução da recorrência local após a ressecção de mucosa oral displásica ou maligna, e mostra que, após 5 anos, a taxa de controlo primário sugere que a coloração vital com iodo pode ser útil na redução da incidência de recorrência de epitélio displásico ou canceroso num local primário.

4. Utilização do iodo de Lugol no diagnóstico do cancro oral: An overview, de Petruzzi M. etal, 2010, no qual foi feita uma revisão dos estudos publicados entre 1990 e 2010 em relação à aplicação do iodo de Lugol para deteção de CCEO e melhor definição de suas margens, concluindo pela utilidade e segurança do iodo de Lugol quando empregado para deteção e delimitação de margens de CCEO e displasia. Todos os estudos consultados consideraram o iodo de Lugol eficaz, barato e fácil de utilizar e sublinharam a sua importância na prática clínica.

5. Método eficaz de coloração com iodo para leucoplasia e lesões circundantes do carcinoma de células escamosas da língua avaliadas por análise colorimétrica, por Keiko M. etal, 2009, com o objetivo de determinar se a coloração com solução de iodo fornece um critério eficiente para determinar a área de ressecção para as lesões circundantes do CEC e da leucoplasia da

língua, e mostra que; o limite distinto foi mais frequentemente obtido utilizando a solução de Lugol a 5%.

1.12 Iodo de Lugol versus azul de Toludine e secção congelada:

- Kerwala etal. estudaram a eficácia da coloração dos tecidos vitais com azul de toludina para controlar a extensão das margens do carcinoma escamoso oral. Sugeriram que a coloração com azul de toludina não era benéfica para delinear margens de ressecção invadidas e, por isso, pode ser de pouca utilidade para reduzir a incidência de recidiva local. Pensa-se que a capacidade do azul de toludina para corar tecido displásico se baseia apenas em diferenças quantitativas na quantidade de ADN e ARN (Kerwala etal, 2000).

- O azul de toludina foi avaliado como uma coloração vital para displasia e carcinoma da mucosa oral, mas com resultados variados. Estamos a utilizar o iodo de Lugol devido à sua disponibilidade, facilidade de utilização, relação custo-eficácia e ampla utilização por endoscopistas na identificação de neoplasias intra-epiteliais no esófago (A.N. Kanatas, 2010).

- O azul de toluudina parece ser altamente sensível, mas tem uma especificidade baixa, uma vez que também cora lesões benignas e comuns que envolvem inflamação (Sarah Freygang, 2010).

- A utilização da secção congelada é contestada devido às discrepâncias entre o relatório da secção congelada e o estado da margem final e à dificuldade de estabelecer uma compreensão mútua entre cirurgiões e patologistas das várias informações num pequeno segmento de tecido (K. meada etal., 2010).

Capítulo 2. Materiais e métodos

Este estudo prospetivo foi realizado no Hospital Al-Shaheed Gazi Al-Hareri, Departamento de Cirurgia Oral e Maxilofacial, de agosto de 2010 a julho de 2012.

Foram incluídos neste estudo 20 doentes, 14 do sexo masculino e 6 do sexo feminino, com idades compreendidas entre os 25 e os 82 anos e uma idade média de 48 anos (Quadro 2-1)

2.1 Critérios de seleção dos doentes:

1. Qualquer doente com uma lesão diagnosticada como carcinoma de células escamosas e localizada em locais orais revestidos por epitélio escamoso paraqueratinizado.

2. Qualquer doente com leucoplasia, associada a queixas do doente como sensação de ardor, aumento de tamanho e/ou fobia do cancro.

3. Lesões localizadas em locais orais revestidos por epitélio escamoso paraqueratinizado, principalmente úlceras crónicas indolores que não cicatrizam.

2.2 Preparação da solução de iodo de Lugol a 5%:

Para preparar uma solução de iodo de Lugol a 5%, precisamos de

Materiais:

1. Cinco gm_s . pó de iodo (Fig. 2-2).

2. Dez gm_s iodeto de potássio em pó (FIG. 2-3).

3. Cem cc. de água purificada.

Equipamentos:

1. Balanço eletrónico (Fig.2.1).

2. Cilindro graduado de 100 cc. (Fig. 2.4)

As figuras 2.5 - 2.8 mostram como medimos o pó de iodo, o pó de iodeto de potássio, a água e a solução de iodo de Lugol.

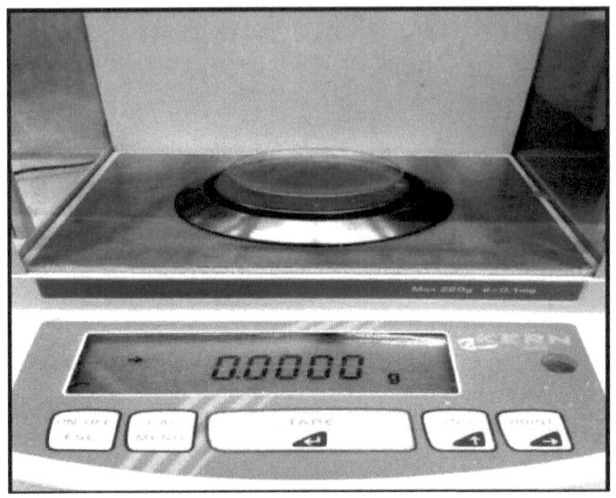

Fig.2-1 Balança eletrónica, tipo ABS 220-4, Kern & Sohn Gmbh, Alemanha

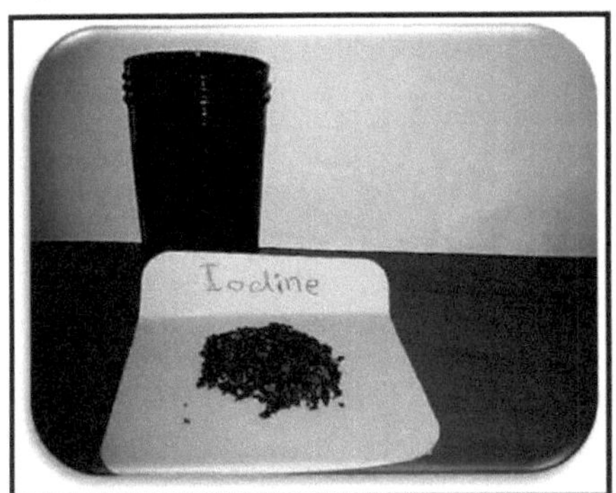

Fig.2-2 Iodo em pó

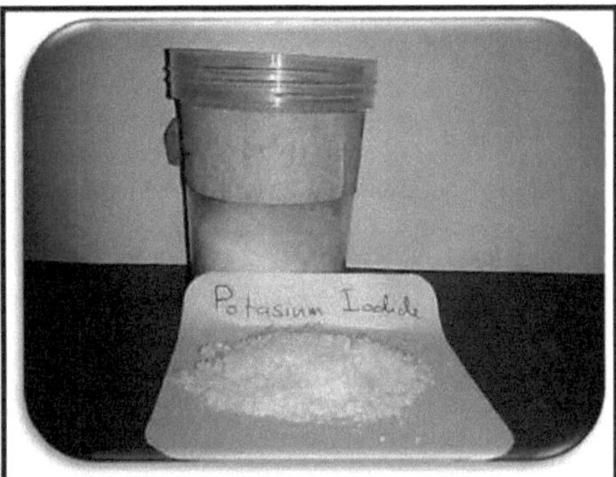

Fig . 2-3 Iodeto de potássio em pó

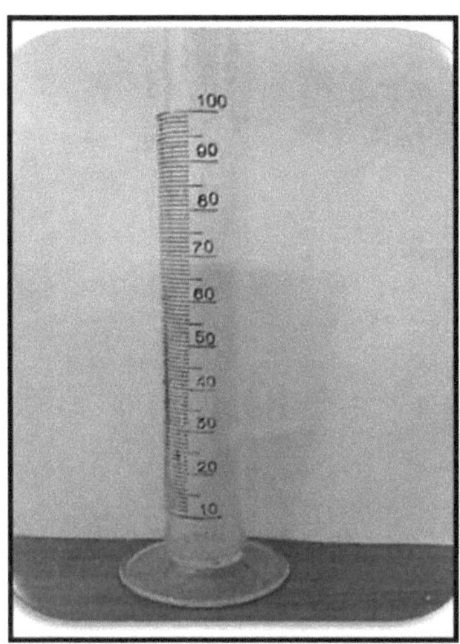

Fig.2-4 Proveta graduada de 100 ml

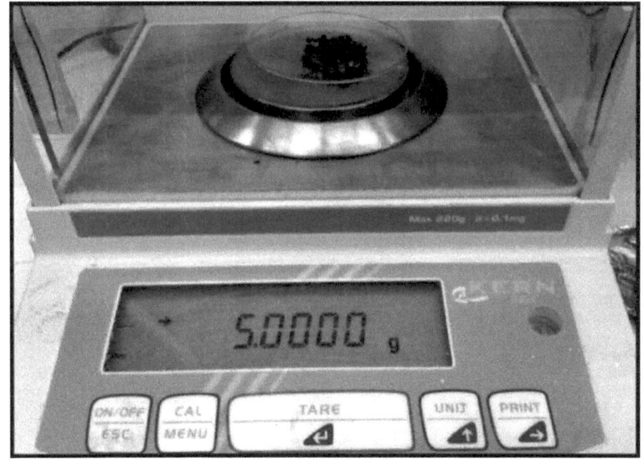

Fig.2-5 $5gm_s$. iodo em pó

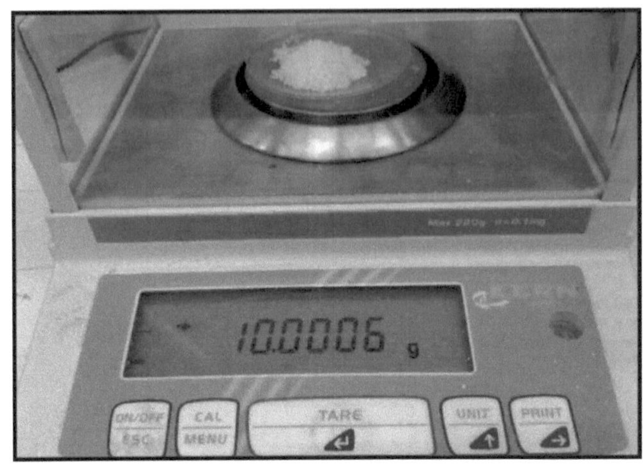

Fig. 2-6 10gms . pó de iodeto de potássio

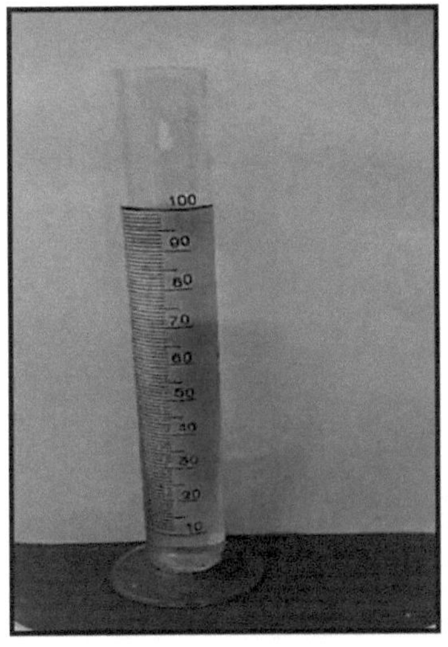

Fig. 2-7 100 ml de água purificada

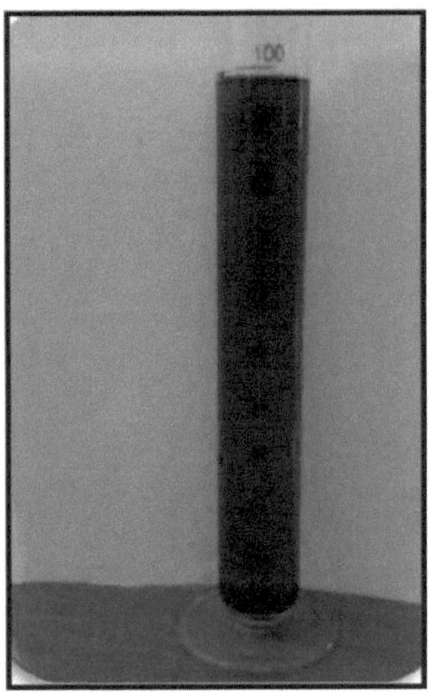

Fig. 2-8 Solução de Lugol a 5%

2.3 Ficha de caso

□ **Informação do doente:**

- **Nome do doente:**
- **Idade:**
- **Sexo:**

- **Endereço:**
- **Profissão:**
- **História social:**
- **Hábitos:**

□ **Queixa principal:**

□ **Historial médico:**

□ **Localização:**

- **Língua (ponta, bordo lateral e superfície ventral).**
- **Mucosa bucal.**
- **Bochecha.**
- **Palato mole.**
- **Faringe.**
- **Orofaringe.**

TNM:

□ **Histopatologia:**

□ **Histopatologia após lavagem com solução de iodo de Lugol:**

- **A amostra que não é corada com a solução de iodo de Lugol:**
- **A amostra que é corada com a solução de iodo de Lugol:**

2.4 Técnica de coloração:

Todos os 20 doentes foram informados sobre o procedimento e os possíveis efeitos secundários, como o mau gosto e a irritação ou prurido transitório das mucosas.

Os passos são os seguintes:

1. Os doentes são submetidos ao procedimento de coloração enquanto estão conscientes no momento da biopsia ou sob anestesia geral no momento da cirurgia, imediatamente antes da excisão cirúrgica.

2. A boca do doente é irrigada com solução salina normal.

3. Esfregar a boca do doente (mucosa oral) com uma gaze seca para remover a mucosa que pode perturbar o contacto direto da tinta com a mucosa.

4. Aplicar a solução de coloração (solução de iodo de Lugol a 5%) através de irrigação com uma seringa (quando o doente está sob AG) e lavagem da boca, ou aplicada na área envolvida com uma zaragatoa de algodão (para doentes conscientes).

5. Manter a solução em contacto com a mucosa paraqueratinizada durante 30 seg.-min. até o epitélio paraqueratizado na área remota ficar corado de castanho-mogno ou castanho-escuro.

6. Enxaguar novamente a cavidade oral com soro fisiológico para remover a mancha de acesso e secar com uma gaze.

7. Obteremos uma área manchada (mogno ou castanho-escuro) e uma área não manchada (amarelada).

8. Se não conseguirmos obter uma linha de demarcação clara entre as duas áreas, podemos repetir o procedimento novamente.

9. Fazemos uma biopsia da área não corada longe da lesão e perto da linha de demarcação e uma biopsia das áreas coradas atrás da linha de demarcação.

10. Enviamos as biopsias para estudo histopatológico para avaliar a presença de alterações displásicas e o grau de displasia em áreas não coradas e coradas.

(Quadro. 2-1) Informações sobre a amostra do estudo

CASO NÃO.	IDADE	GÉNERO	LOCAL DA LESÃO	CAUSA DA UTILIZAÇÃO DO CORANTE
Caso nº. 1	65y	feminino	Rés do chão da boca	úlcera
Caso n.º 2	43y	masculino	Região retromolar tenente	Leucoplasia
Caso n.º 3	38y	feminino	Superfície ventral da língua	Úlcera
Caso n.º 4	70y	masculino	Bochecha de direita	Úlcera
Caso n.º 5	56y	masculino	Superfície ventral da língua	Massa
Caso n.º 6	60y	feminino	Borda lateral da língua	Úlcera

Caso n.º 7	46y	masculino	Área retro molar direita	Massa
Caso n.º 8	50y	feminino	Margem esquerda da língua	Úlcera
Caso n.º 9	43y	masculino	Tenente-bochecha	Leucoplasia
Caso n.º 10	75y	masculino	Superfície ventral da língua	Leucoplasia
Processo n.º 11	82y	feminino	Bochecha	Carcinoma
Caso n.º 12	25y	masculino	Área retromolar tenra	Leucoplasia
Caso n.º 13	25y	masculino	Área retromolar direita	Leucoplasia
Processo n.º 14	25y	masculino	Tenente-bochecha	Leucoplasia
Caso n.º 15	37y	feminino	Borda lateral direita da língua	Úlcera
Caso n.º 16	32y	masculino	Lábio inferior	Úlcera
Processo n.º 17	45y	masculino	Superfície ventral da língua, lado esquerdo	Acompanhamento de um carcinoma da língua anterior
Processo n.º 18	63y	masculino	Rés do chão da boca	úlcera
Processo n.º 19	47y	masculino	Lábio inferior	úlcera
Caso n.º 20	52y	masculino	Rés do chão da boca	úlcera

Capítulo 3. Resultados

3.1 Distribuição etária:

A faixa etária da nossa amostra é de 25-82 anos e a média de idades é de 48 anos, sendo que o grupo etário mais frequente é o dos 40 anos, do qual temos 5 doentes numa amostra de 20 doentes (25%), e o grupo etário menos frequente é o dos 80 anos, do qual temos apenas um doente (5%), como se pode ver na Fig. 3-1

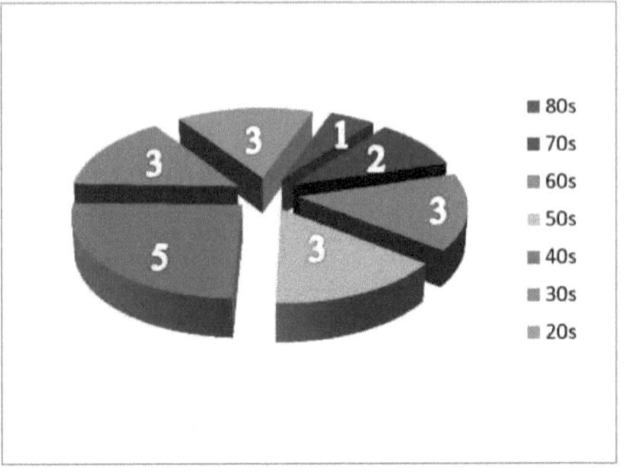

Fig.3-1 Patient distribution according to age.

3.2 Distribuição por sexo:

Temos 14 doentes do sexo masculino numa amostra de 20 doentes (70%) e 6 doentes do sexo feminino numa amostra de 20 doentes (30%), como se pode ver na Fig.3-2

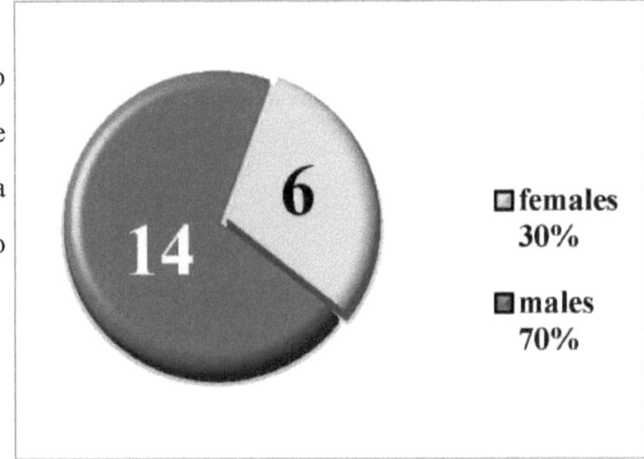

Fig.3-2 Patient distribution according to sex.

3.3 Distribuição do sítio:

Entre os 20 pacientes da amostra, 7 pacientes (35%) apresentavam lesões envolvendo a língua, 4 pacientes (20%) apresentavam lesões envolvendo a bochecha, 4 pacientes (20%) apresentavam lesões no trígono retromolar, 3 pacientes (15%) apresentavam lesões envolvendo o assoalho da boca e 2 pacientes (10%) apresentavam lesões nos lábios

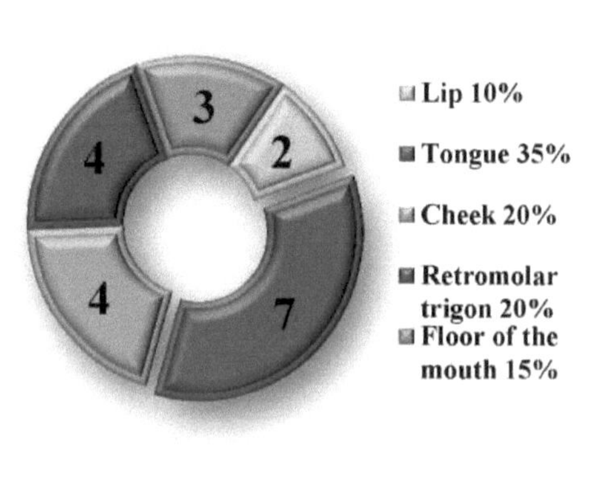

Fig.3-3 Sample distribution according to anatomical sites of the lesions.

3.4 Queixa dos doentes:

Dos nossos 20 doentes, 11 doentes (55%) queixam-se de úlcera crónica indolor que não cicatriza, 6 doentes (30%) queixam-se de lesão branca crónica (leucoplasia) e fobia do cancro, 2 doentes (10%) queixam-se de massa exofítica e um doente (5%) veio para acompanhamento após a excisão do carcinoma, como se pode ver na Fig.3-4.

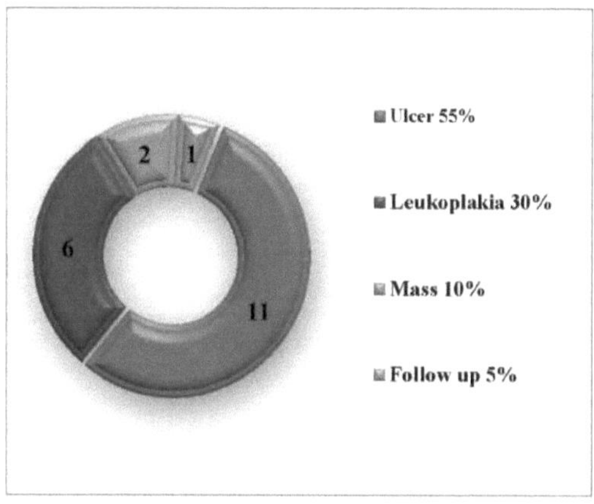

Fig.3-4Sample distribution according to complaint

3.5 Histopatologia de amostras não coradas:

De 20 espécimes não corados, 10 espécimes (56%) apresentavam displasia ligeira, 6 (33%) apresentavam displasia moderada, 1 (5,5%) apresentava displasia grave, 1 (5,5%) apresentava carcinoma invasivo e 2 (10%) apresentavam hiperplasia (falso positivo), como se pode ver na Fig. 3-5

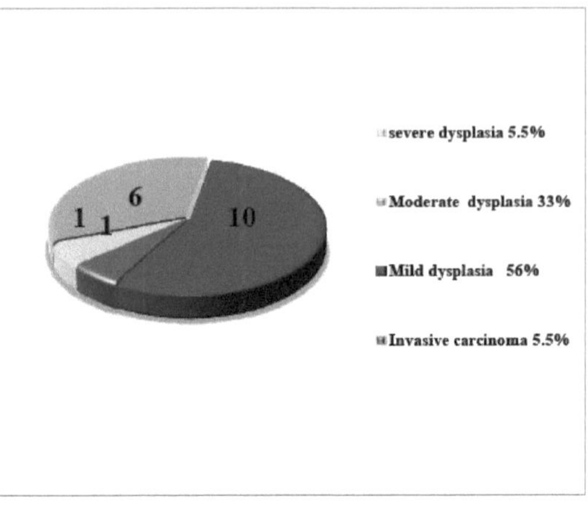

Fig.3-5 Distribution of dysplastic found specimens.

3.6 Histopatologia de amostras coradas:

De 20 biópsias de áreas não coradas, 18 espécimes (90%) são de epitélio normal, e 2 (10%) vieram com displasia focal ligeira, como se pode ver naFig.3-6.

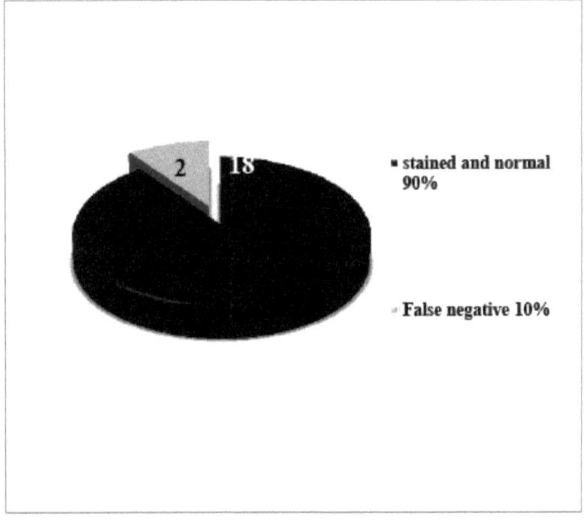

Fig.3-6 Distribution of stained areas.

3.7 Complicações:

Dos 20 doentes submetidos ao procedimento de coloração, três doentes (15 %) recebem a coloração enquanto estão conscientes, sem qualquer tipo de anestesia ou sedação, e todos eles se queixam do mau gosto e também de alguma sensação de ardor, porque a solução de Lugol a 5% é um pouco mucoirritante, mas esta é transitória e não causa danos permanentes. Um doente deste grupo queixa-se de uma sensação de ardor grave e de uma dor que dura dois dias e que depois volta ao normal sem qualquer intervenção para além de tranquilização e acompanhamento. Enquanto os outros 16 doentes (80 %) recebem a coloração no momento da cirurgia, enquanto estão sob anestesia geral e imediatamente antes da excisão da lesão ou massa, o que é feito para poupar o doente de qualquer má experiência, e todos estes doentes não relataram qualquer complicação da solução de coloração no pós-operatório.

3.8 Estatísticas:

Neste estudo, testámos a sensibilidade, a especificidade e a precisão global da solução de iodo de Lugol a 5% na deteção de alterações displásicas e malignas do epitélio oral.

Ao analisar os resultados estatisticamente, obtemos uma sensibilidade de 90% e uma especificidade de 90% com uma exatidão global de 90%

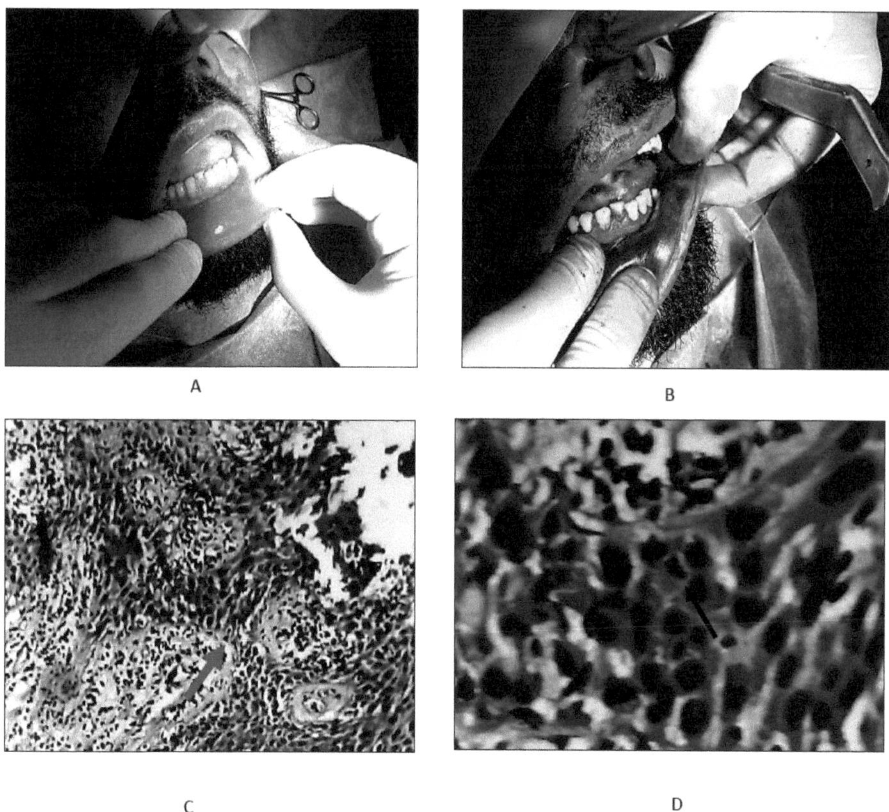

Fig. 3-7 Um doente do sexo masculino de 32 anos apresentava uma úlcera crónica no lábio

inferior.

A . Antes da coloração, a mucosa parece normal após a excisão prévia da úlcera.

B . Após a coloração, mostra a área que não é corada com a solução de Lugol (seta preta).

C . Imagem histopatológica em baixa potência mostrando displasia grave (seta vermelha).

D . O mesmo diapositivo a alta potência.

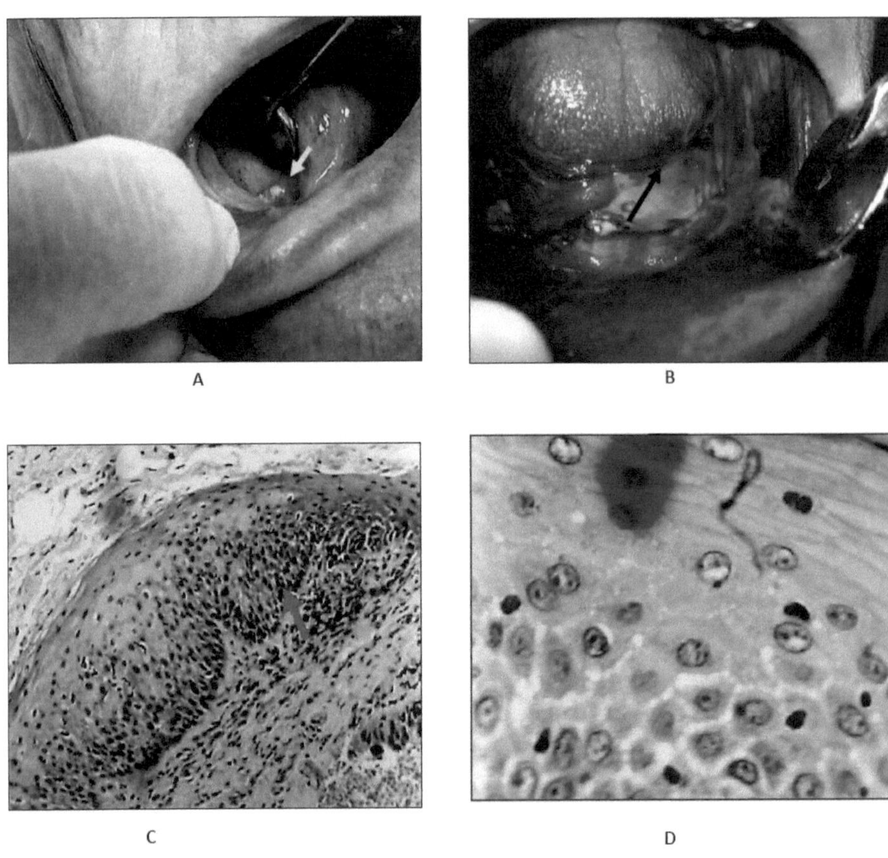

Fig.3-8 Paciente do sexo feminino, 65 anos de idade, apresentava S.C.C. recorrente no lado direito do pavimento da boca

A. Antes da nódoa.

B. Após a coloração, o outro lado do pavimento não foi corado com a solução de Lugol a 5%, pelo que efectuamos uma biopsia do lado esquerdo (seta preta).

C. A histopatologia mostra displasia moderada (seta vermelha).

D. O mesmo deslizamento em alta potência.

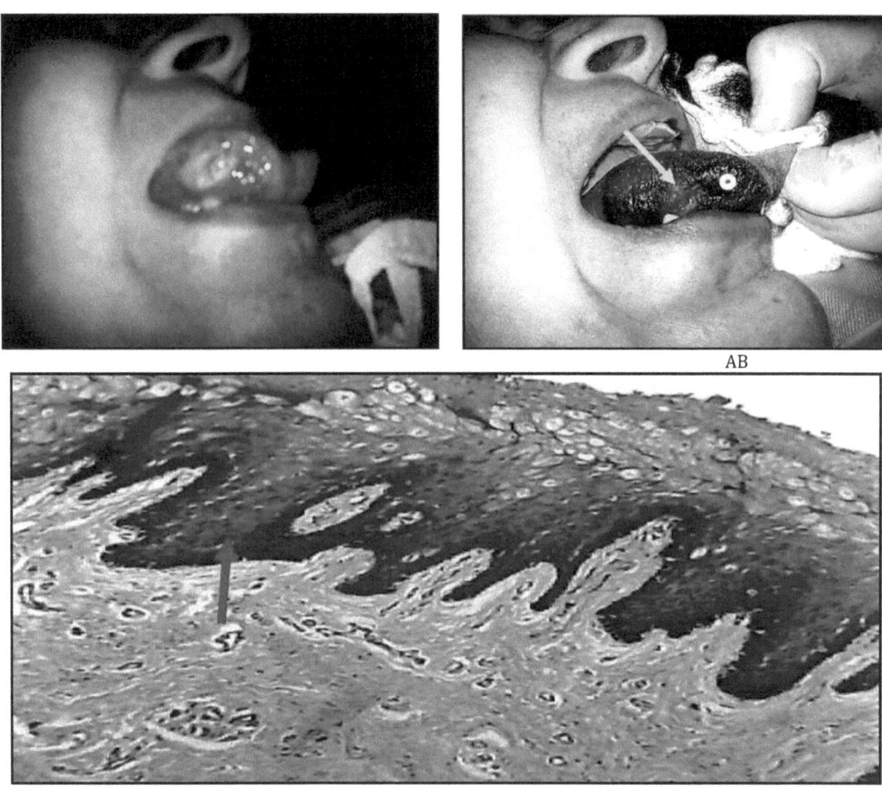

AB

C

Fig.3-9Uma doente do sexo feminino, de 50 anos, apresentava uma úlcera crónica no bordo lateral da língua do lado direito.

A. Antes da coloração com solução de iodo de Lugol a 5%.

B. Após a coloração, obtemos uma área demarcada sem coloração (seta amarela) e vemos a cor mogno clara na área adjacente (círculo branco).

C. A biopsia mostra displasia ligeira a moderada (seta vermelha).

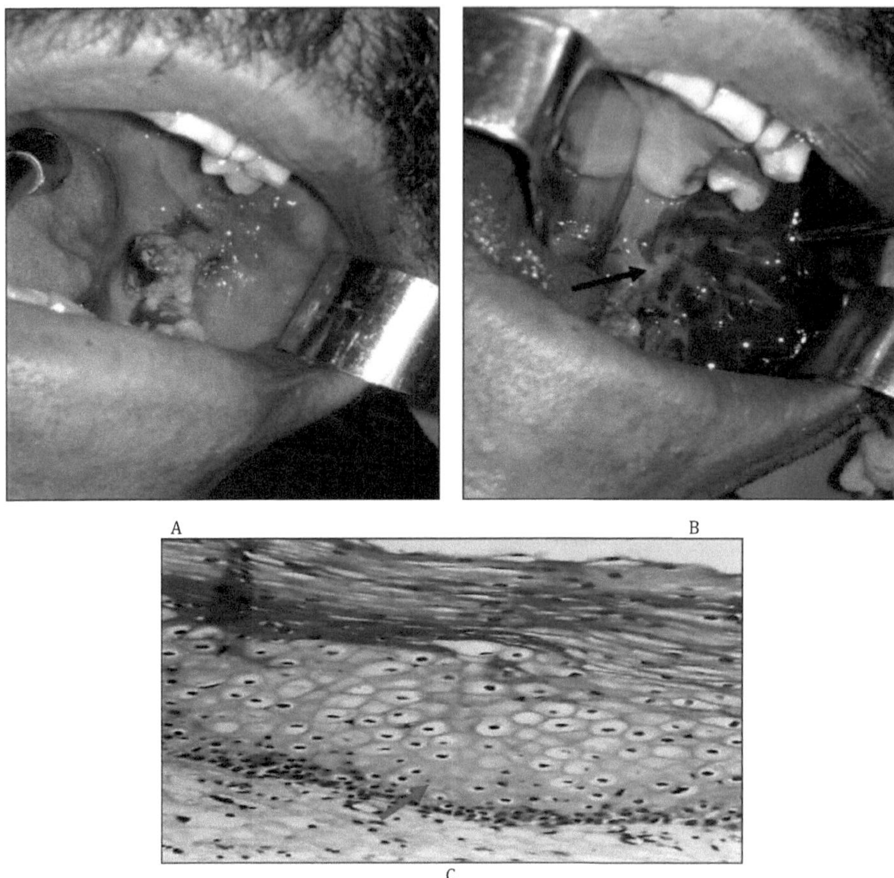

Fig.3-10 Um doente do sexo masculino, de 43 anos de idade, apresentava uma úlcera na zona retromolar esquerda.

A. Antes da coloração.

B. Após a coloração, obtém-se uma área irregular não corada (seta preta).

C. A biopsia mostra uma inflamação mista ligeira com tecido de granulação e sem displasia (seta vermelha).

Capítulo 4. Discussão

4.1 Idade média da amostra:

No nosso estudo, a idade média das amostras era de 48 anos, o que não coincide com a idade média observada por Hiroshi K., 2011, que era de 63 anos, e também não coincide com o estudo de Umeda M., 2011, em que a idade média era de 61,4 anos. Isto reflecte um aumento da incidência de cancro oral entre os pacientes mais jovens.

4.2 Sexo:

No nosso estudo, o rácio de homens e mulheres é de 2,3:1 (14 homens e 6 mulheres), o que se espera e se pensa que se deve ao facto de os homens estarem mais expostos a factores de risco, especialmente o tabagismo e o consumo de álcool, e neste aspeto concordamos com Yajima etal, 2004, M.Umeda etal, 2011, e Angela C.HI. 2010, mas discordamos de K. Hiroshi etal 2011, que dá um rácio de homens para mulheres dell: 12.

4.3 Local das lesões:

Na nossa amostra, o local mais comum envolvido com carcinoma oral ou displasia é o 2/3 anterior da língua (35%), seguido do trígono retromolar (20%) e da mucosa bucal (20%), seguido do pavimento da boca (15%), e o local menos comum para o carcinoma oral é o lábio inferior (10%).

Os nossos resultados foram semelhantes aos observados por Hiroshi K. etal, 2011, que afirmou que o local mais comum do cancro oral é a língua oral, em cerca de 69% da sua amostra, seguida da mucosa bucal, que representa 26% da sua amostra, e o local menos comum afetado é o pavimento da boca, que representa 5%, e também resultados semelhantes aos observados por Yajima etal, 2003, que observou que o local mais comum do cancro oral é a língua, seguida da mucosa bucal e o menos comum é o pavimento da boca.

4.4 Apresentação:

A maior parte dos doentes procuram a nossa clínica externa com queixas de úlcera crónica indolor que não cicatriza e que mais tarde é diagnosticada como carcinoma espinocelular, pelo que os nossos resultados nos levam a afirmar que; a apresentação mais comum do carcinoma espinocelular oral é a úlcera crónica indolor que não cicatriza, pelo que a consideramos como carcinoma até prova em contrário por biópsia, e também a lesão pré-maligna mais comum é a leucoplasia.

4.5 Técnica de coloração:

A. Utilizámos soro fisiológico normal como solução de limpeza da mucosa, que está normalmente disponível como solução estéril no intraoperatório e actua bem, pelo que não é necessário utilizar uma solução mucolítica específica, como o xarope de carbocisteína utilizado por Kanatas etal, 2010, para remover o muco superficial.

Neste aspeto, estamos de acordo com Hiroshi K. etal,1998 e Hiroshi K. 2011, que também substituíram a carbacisteína, mas com água e não com soro fisiológico normal.

Mas escolhemos a solução salina normal porque a sua esterilidade é garantida, o que é importante quando lidamos com o campo cirúrgico quando fazemos a coloração na altura da cirurgia. Verificámos que a utilização de solução salina normal e a secagem do campo com gaze seca são suficientes para limpar a superfície da mucosa.

B. No nosso estudo, utilizámos a solução de iodo de Lugol a 5%, que Maeda etal, no seu estudo comparativo de 2009, afirma ser a melhor concentração de solução de Lugol utilizada para delinear a margem de ressecção do carcinoma oral, e não utilizámos a solução de iodo de Lugol a 10%, que é utilizada por Umeda etal, 2010, para evitar a possibilidade crescente de irritação da mucosa.

Com esta técnica, obtém-se uma linha de demarcação clara com uma sensibilidade de 90% e uma especificidade de 90% e uma exatidão global de 90%.

4.6 Paciente consciente versus anestesiado:

É difícil para os doentes enxaguar a boca e manter a solução de iodo de lugol a 5% na boca durante o tempo necessário devido ao seu mau teste e à sensação de ardor devido à irritação da mucosa, pelo que preferimos utilizá-la sob anestesia geral e na mesa de cirurgia imediatamente antes da excisão da lesão ou do tumor para avaliar o epitélio circundante e delinear a margem de segurança para a ressecção.

Para os doentes que não estão indicados para a GA, como os doentes sobreviventes, ou para os que não toleram a GA, preferimos efetuar a coloração localmente na área pretendida com um aplicador de algodão.

4.7 Resultados falsos negativos:

Obtivemos dois resultados falsos negativos da amostra de 20 doentes (10%), que incluem displasia focal ligeira que pode ser classificada como epitélio normal, de acordo com Yokoo K etal, 2004, que investigou a relação entre a displasia epitelial não corada com iodo e a expressão do antigénio nuclear das células em proliferação (PCNA), o gene supressor de tumores P53 e a presença de glicogénio através de um exame imuno-histoquímico. Concluíram que um epitélio displásico ligeiro corado com iodo podia ser classificado como epitélio normal, enquanto a displasia moderada e grave não corada com iodo era suspeita de lesões malignas, pelo que, se considerarmos os nossos dois resultados falsos negativos como normais, a especificidade da solução de iodo de Lugols a 5% será de 100% e a exatidão aumentará para 95%.

4.8 Resultados falsos positivos:

Os 2 resultados falsos positivos (10%) foram observados em doentes que obtiveram a coloração através de bochechos enquanto estavam conscientes e foi difícil fazer com que os doentes mantivessem a solução de iodo de Lugol a 5% durante o tempo necessário (30 segundos - Imin.), pelo que se supõe que esta seja a causa.

Capítulo 5. Conclusão e sugestões

5.1 Conclusão:

1. O tecido cancerígeno ou displásico precoce pode não ser detectado e não pode ser avaliado apenas por inspeção visual. É aqui que entra o papel da coloração vital como auxiliar na deteção destes tecidos malignos ou displásicos e na melhoria da capacidade do cirurgião para obter uma ressecção completa do tumor, incluindo o epitélio que parece inocente, mas que acarreta o risco de recorrência precoce, uma vez que é displásico ou maligno precoce, cuja superfície ou textura ainda não foi alterada.

2. A solução de iodo de Lugol a 5% é uma coloração vital barata que pode ser utilizada com confiança como uma técnica fácil e simples para detetar as margens de ressecção ou para acompanhar as lesões pré-malignas como a leucoplasia e também pode ser utilizada para acompanhar os doentes submetidos a ressecção cirúrgica de carcinoma de células sequamosas.

3. Relativamente aos efeitos secundários, é seguro para ser utilizado por qualquer doente, com o único efeito secundário de mau gosto e irritação transitória da mucosa, não sendo de esperar que ocorram complicações graves.

5.2 Açúcares:

É necessário efetuar mais estudos para avaliar melhor a solução de iodo de Lugol, de modo a torná-la uma técnica padrão na ressecção do carcinoma de células escamosas.

Os estudos sugeridos incluem:

1. O papel da coloração com iodo de Lugol na sobrevivência de doentes de alto risco.

2. Estudos de marcadores tumorais, nas áreas coradas e não coradas.

3. Comparação entre diferentes concentrações da solução de iodo de Lugol.

4. Utilizar a técnica de coloração dupla, utilizando azul de tulidina e iodo de Lugol e comparar os resultados com a técnica de coloração simples.

5. Utilizar a solução de iodo de Lugol para marcar as margens de ressecção e comparar os resultados histopatológicos das margens de ressecção com as margens de ressecção da ressecção convencional.

6. Avaliar a exatidão da coloração nas áreas fibróticas nos doentes em seguimento relativamente às áreas de fibrose da cirurgia anterior.

Referências

(A)

• Abby LM, Kaugers GE, Gunsolley JC etal: Intraexaminer and interexaminer reliability in the diagnosis of oral epithelial dysplasia. Oral surgery, Oral medicine, Oral pathology, Oral radiology and Endodontology, 1995; 80:188-91.

• Altman D.G., Bland J.M.: Statistics notes; diagnostic tests l;sensitivity and specificity, BMJ,1994:308:1552

• Ana Carolina Santos de Souza etal: Definindo a Base Molecular do Metabolismo Tumoral: um Desafio Contínuo desde a Descoberta de Warburg, Cell Physiol Biochem2011;28: 771-792.

• Analdo GI, Pretolesi F., Varaldo E., Meda C. etal: Avaliação Doppler da resistência arterial intertireoidiana durante o tratamento pré-operatório com solução de iodo de Lugol em pacientes com bócio difuso. J. AM. Coll. Surg. 2000;91: 667-612.

(B)

• Barnes L., Eveson JW., Richart P. etal: Classificação de tumores da Organização Mundial de Saúde. Patologia e genética dos tumores da cabeça e do pescoço. Lyon:IARC press,2005; 140-143

• Ben-Haim S, Ell PJ: 18F-FDG PET e PET/CT na avaliação da resposta ao tratamento do cancro. JNucl Med 2009;50:88-99.

• Bouquot J., Speight PM., Farthing PM.: Displasia epitelial da mucosa oral, problemas de diagnóstico e características de prognóstico. Curr. Diagn. Pathol. 2006;12:1-22.

• Brad W. Neville, Douglas D. Damm, Cari M. Aleen, Jerry E. Bouquot: Oral and Maxillofacial Pathology,2[ed] ed. W.B. Saunders Company 2009. chl0:p394-395.

(C)

• Chisholm EM, Williams SR, Leung JW, Chung CV, Van Hasselt CA, Li AK. Lugol's iodine dye-enhanced endoscopy in patients with esophagus and head and neck. Eur J Surg Oncol 1992;18(6):550-2.

• Costello LC., Franklin RB.: Porque é que as células tumorais glicolizam? Da glicólise através do citrato à lipogénese. Mol. Cell Biochem. 2005;280:1-8.

(D)

• Daniel G. Deschler, Terry Day. Guia de bolso para o estadiamento TNM do cancro da cabeça e do pescoço e classificação da dissecção do pescoço. 3[ed] ed., Thomas Robbins MD editor, 2008;pl6-23

• DeBerardinis RJ, Lum JJ, Hatzivassiliou G, Thompson CB: A biologia do cancro: a reprogramação metabólica alimenta o crescimento e a proliferação celular. Cell Metab2008;7:ll-20.

• Diaz-Ruiz R, Uribe-Carvajal S, Devin A, Rigoulet M: Tumor cell energy metabolism and its common features with yeast metabolism. Biochem Biophys Ata 2009;17(96):252-265.

(E)

• Epstein JB, Scully C, Spinelli J. Aplicação de azul de tolueno e iodo de Lugol na avaliação de doenças malignas orais e lesões em risco de malignidade. J Oral Pathol Med 1992;21(4):160-3.

• Erbil Y, Ozluk Y, Giris M etal: "Effect of Lugol's solution on thyroid gland blood flow and microvessel density in the patients with Graves' disease". J. Clin. Endocrinol. Metab. 92 (6)2007: 2182-9.

(F)

• Fawcett: A Célula. W.B. Saunders Company 1981. chl5:p641.

• Fukazawa K., Nogachi Y., Yoshikawa T. etal: Elevada incidência de cancro síncrono da cavidade oral e do TGI superior. Cancro 1998;144:145-151.

(G)

• Gatenby RA., Gillies RJ.: Porque é que o cancro tem uma glicólise aeróbica elevada? Nat. Rev Cancer 2004;4:891-899.

• Giulio Fortuna, Michele D., Mignogna MD: Oral field cancerization. CMAJ 2011vol.l83,no.l4.

(H)

• Ha PK., California JA.: A biologia molecular da cancerização do campo mucoso da cabeça. Rev. Oral Bio. Med. 2003;19:363-3669.

• Hiroshi Kurita, Kenji Kurashina: Coloração vital com solução de iodo na delineação do limite de lesões displásicas orais. Oral surgery, Oral medicine, Oral pathology, Oral radiology and Endodontology,1996;(82)l:275-280.

• Hiroshi Kurita, Takahiro Kmata, Xiangjun Li, Yoshitaka Nakanishi etal: Effectiveness of vital staining with iodine solution in reducing local recurrence after resection of dysplastic or malignant oral mucosa (Eficácia da coloração vital com solução de iodo na redução da recorrência local após ressecção de mucosa oral displásica ou maligna), Journal of oral and maxillofacial surgery (Jornal de cirurgia oral e maxilofacial), 2012;50:109-112.

(J)

• Jammes K. Avery. Essentials of oral histology and embryology, Elsevier Mosby. 1992, p 167

• Jean M. Bruch, Nathaniel S. Treister. Clinical Oral Medicine and Pathology, Humana press, 2010 chl:pl-6.

• Jeremy McMahon, John C. Davine, James A. McCaul: Utilização de iodo de Lugol na ressecção de carcinoma espinocelular oral e orofaríngeo. British Journal of Oral and maxillofacial surgery 2010;48:84-87.

(K)

• Kaur S, Parr JH, Ramsay ID, Hennebry TM, Jarvis KJ, Lester E /'Effect of preoperative iodine in patients with Graves' disease controlled with antithyroid drugs and thyroxin". Ann. R. Coll. Surg. Engl. 70 (3)1988: 123-7. PMC 2498739. PMID 2457351.

• Keiko Maeda, Masashi Yamashiro, Yasuyuki Michi, Tetsuo Suzuki etal etal.:Método de coloração eficaz com iodo para leucoplasia e lesões circundantes do carcinoma de células escamosas da língua avaliadas por análise colorimétrica, J Med Dent Sci 2009;56: 123.130

• Kerawala CJ., Beale V., Reed M., Martin IC.: O papel da coloração de tecidos vitais no controlo marginal do carcinoma oral de células escamosas. Jornal Internacional de Cirurgia

Oral e Maxilofacial, 2000;29:32-5.

- Knatas A.N, Jenkins G.W., Sutton D., McCaul J.A.: Lugol's iodine identifies synchronous invasive carcinoma-time for clinical trial,, Britishjournal of oral and maxillofacial surgery,2010; Volume 49, Issue 5 , Pages 409-411

- Koppenal W.H., Bounds P.L., DangC.V.: A contribuição de Warburg para os conceitos actuais do metabolismo do cancro. Nat. Rev. Cancer ll(5)(2011) 325-337.

- Kroemer G, Pouyssegur J: Tumor cell metabolism: cancer's Achilles' heel (metabolismo das células tumorais: o calcanhar de Aquiles do cancro). Cancer Cell 2008;13:472-482.22

- Kurita H, Kurashina K. Coloração vital com iodo na delineação do limite de lesões displásicas orais. Oral Surg Oral Med Oral Patho Oral Radio Endod 1996;81(3):275-80.

- Kurita H., Fugimori S., Takozawa A., Nishizawa R. etal: Estudo clínico sobre a sensibilidade e o comportamento irritante de diferentes fórmulas de solução de iodo. J Japan Soc. Oral Tumors 2009;21:123-9.

(L)

- Lauralee S.: Human physiology from cell to systems;8th ed., Cengage Learning, Chl6,p529.

(M)

- Maeda K, Suzuki T, Ooyama Y, Nakakuki K, Yamashiro M, Okada N, et al. Análise colorimétrica de lesões não coradas em torno de doenças orais potencialmente malignas utilizando iodo. I nt J Oral Maxillofac Surg 2010;39(5):486- 92

- Maeda K, Yamashiro M, Michi Y, Suzuki T, Ohyama Y, Okada N, et al. Método de coloração eficaz com iodo para leucoplasia e lesões circundantes do carcinoma de células escamosas oral da língua avaliadas por análise colorimétrica. J Med Dent Sci 2009;56(4):123-30.

- Mignogna MD., Fedele S., Lorusso L. etal: Cancerização do campo oral no líquen plano oral. Eur. J. Surg. Oncol. 2007;33:383-9.

(N)

- Nakanishi Y., Ochiai A., Yoshimura K., Kato H. etal: The clinicopathological significance of small areas unstained by Lugol's iodine in the mucosa surrounding resected esophageal carcinoma: Analysis of 147 cases. Cancro 1998;82:1454-1459.

• Nanci A. Ten Cate's Oral histology-Development, Structure, and Function.7th ed. Philadelphia: Mosby 2008 p.53-72.

(P)

• Paul M. Speight: Atualização sobre displasia epitelial oral e progressão para cancro. Patologia de Cabeça e Pescoço 2007;(l):61-66.

• Paul Q Montgomery, Peter H Rhys Evan, Patrie J Gullane: Principles and Practice of Head and Neck Surgery and Oncology; 2ed edition, informa healthcare, Ch.ll, pl66-68.

• Pelicano H, Martin DS, Xu RH, Huang P: Inibição da glicólise para tratamento anticancerígeno. Oncogene 2006; 25:4633- 4646.

• Peter Ward Booth, Stephen A. Schendel, Jarg-Ercich Hausamen; Maxillofacial Surgery, Chirchill Lingstone, Ch 76, p 1475-79.

• Petruzzi M., Alberta Lucchese, Edoado Baldoni, Felice Roberto etal:Utilização do iodo de Lugol no diagnóstico do cancro oral: Uma visão geral, oral oncology 46(2010);811-813.

• Philippe Icard, Laurent Poulain, Hubert lincet Compreender o papel central do citrato no metabolismo das células cancerígenas. Biochemica et Biophysica Ata (2012);lll-116.

(R)

- Rodriguez-Enrique S, Marin-Hernandez A, Gallardo-Perez JC, Carreno- Fuentes L, Moreno-Sanchez R: Targeting of cancer energy metabolism. Mol Nutr Food Res 2009; 53:29-48.

- Rumsey D.: Statistics for Dummies. Newjersy:Wiley publishing inc.,2003

(S)

• Sarah Freygang Mendes, Grasieli de Oliveira Ramos, Elena Riet Correa Rivero etal: Artigo de revisão: Técnicas para diagnóstico de lesões pré-cancerosas. Jornal de Oncologia 2011.

• Schiller W.: Diagnóstico precoce do carcinoma do colo do útero. Surg. Gynecol. Obst. ,1933;56:210-222

• Shiozaki H, Tahara H, Kbayashi K, Yano H, Tamura S, Imamoto H, et al. Rastreio endoscópico do cancro esofágico precoce com o método do corante de Lugol em doentes com cancros da cabeça e do pescoço. Cancer 1990;66(10):2068-71.

- Silveman Jr., Barbosa J., Kearns G.: Localização ultra-estrutural e histoquímica do glicogénio no epitélio oral humano normal e hiperqueratótico. Arch. OralBio. 1971:16(4):423-34.
- Sutton DN, Brown JS, Rogers SN, Vaughan ED etal: The prognostic implications of the surgical margin in oral squamous cell carcinoma. Int. Journal of Oral and Maxillofacial Surgery.2003;32:30-4.

(U)

- Umeda M., Nishimatsu N., Shibuya Y., Fujioka M. etal: Late local recurrence of squamous cell carcinoma of the oral cavity (Recorrência local tardia de carcinoma de células escamosas da cavidade oral). Jornal Asiático de Cirurgia Maxilofacial. 1999;11:131-136.
- Umeda M., Shigeta T., Takahasi H., Minamikawa T. etal: Avaliação clínica da coloração com iodo de Lugol no tratamento do carcinoma de células escamosas da língua em estádio I-II, Oral Maxillofacial Surg. 2010;ll:26.
- Upile T., Fisher C., Jerjes W, El Maaytah M. etal: The uncertainty of the surgical margin in the treatment of head and neck cancer (A incerteza da margem cirúrgica no tratamento do cancro da cabeça e do pescoço). Oral Oncology 2007;43:321-6.

(V)

- Vander Heiden M.G., Cantly L.C., Thombson C.B.: Understanding the Warburg effect: The metabolic requirements of cell Proliferation (Os requisitos metabólicos da proliferação celular). Science, 324(5930)(2009);1029-1033.

(W)

- Wanakulasuriya S., Johnson NW., Van Der Waal I.: Nomenclatura e classificação de doenças potencialmente malignas da mucosa oral. Journal of Patholo. Med. 2007;36:575-580.
- Wanakulasuriya S.: Global epidemiology of oral and oropharyngeal cancer (Epidemiologia global do cancro oral e da orofaringe). Oral Oncology 2009;45:309-316.
- Weinberg F, Chandel NS: Mitochondrial metabolism and cancer (metabolismo

mitocondrial e cancro). Ann N Y AcadSci 2009; 1177:66-73.

(Y)

• Yajima Y., Noma H., Furuya Y., Nomura T. etal: Quantificação da atividade da telomerase de regiões não coradas com solução de iodo que rodeiam o carcinoma espinocelular oral, Oral oncology 2004;40(30):314-20

- Yookoo K., Noma H., Inoue S., Hashimoto S., Shimono M: Proliferação celular e expressão do gene supressor de tumor na área não corada com iodo em torno do carcinoma espinocelular oral. Jornal Internacional de Cirurgia Oral e Maxilofacial, 2004;33(l):75-83.

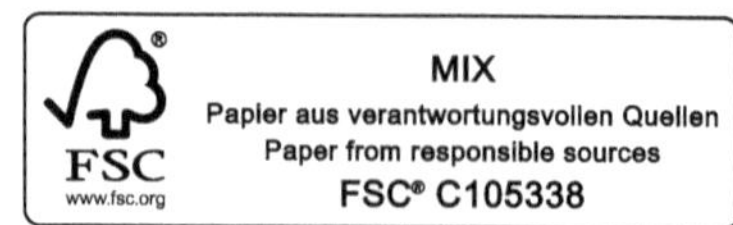

Printed by Books on Demand GmbH, Norderstedt / Germany